Dieta Alcalina

(Colección)

Deliciosas recetas alcalinas para poner en marcha tu dieta

Libro de deliciosas recetas para un estilo de vida alcalino definitivo para la pérdida de peso

Rafael Rubio

Valery Cantor

<u>TÉRMINOS Y CONDICIONES</u>

Ninguna parte de este libro puede ser transmitida o reproducida en cualquier medio, ya sea electrónico, impreso, escaneado, fotocopias, grabación o mecánico, sin el permiso previo por escrito del autor. Toda la información, las ideas y las guías tienen fines únicamente educativos. El autor ha hecho su mejor esfuerzo por asegurarse de la máxima precisión del contenido que se proporciona en el libro; se aconseja a los lectores seguir las instrucciones bajo su propio riesgo. El autor de este libro no podrá ser responsabilizado por cualquier daño accidental, personal o incluso comercial causado por la representación errónea de la información que se proporciona en el libro. Se aconseja a los lectores buscar ayuda profesional en caso de necesitarla.

ÍNDICE

Libro 1

Capítulo 1 – Dieta Alcalina

¿Estás listo para perder peso y recuperar tu salud?

Puedes intentar cualquier receta sin problemas y obtener los beneficios deseados. Puedes perder peso y reducir el riesgo al cáncer y más problemas de salud. Este libro puede ser una guía rápida para ti, ¡así que descarga este libro y sus recetas! Deberás usar ingredientes frescos para obtener el mejor resultado en las recetas. Cada receta está hecha cuidadosamente para mejorar tu salud y proteger tu cuerpo de elementos tóxicos.

Avena fantasía dietética con canela y manzana

Necesitarás:

- 2 cucharaditas de canela
- 1/2 manzana roja en trocitos
- 1 tazas de agua
- 2 manzanas verdes en trocitos
- Jarabe de arce
- 1 a 2 tazas de nueces
- 1 taza de avena cortada
- 2 tazas de leche de almendras de vainilla

Preparación:

1. Primero, reúne todos los ingredientes.
2. En una olla, hierve el agua y la leche de almendras juntas.

3. Baja la intensidad del fuego al nivel bajo o medio a bajo y agrega la avena y la canela.

4. El paso más importante está cerca; concéntrate.

5. Cocina durante 15 a 25 minutos hasta obtener la textura deseada.

6. Solamente falta hacer una cosa.

7. Mezcla las manzanas y las nueces.

8. Sirve la avena en tazones y agrega jarabe de arce.

9. ¡Misión cumplida! Adelante; pruébalo.

Ensalada armenia suprema

Ingredientes:

- Pimienta en polvo al gusto
- Dos tazas de apio rebanado
- 1/2 taza de nueces, ralladas, remojadas en agua durante la noche y escurridas
- 1 cucharadas de aceite de linaza
- 3 cucharadas de zumo de limón
- 1/2 taza de aceitunas Kalamata o griegas en rebanadas, sin hueso, remojadas en agua durante la noche y escurridas
- Sal al gusto
- 1/2 taza de rábano en rebanadas finas
- 1 cucharadas de aceite de oliva
- 3 pepinos grandes rebanados

Método:

1. Primero, reúne todos los ingredientes.
2. Mezcla los ingredientes en un tazón mediano o grande.
3. Revuélvelos bien; lo puedes servir inmediatamente.
4. Aprecia el aroma; ya lo puedes servir.

Aderezo para ensalada césar místico alcalinizante

Necesitarás:

- 1/2 a 1 cucharada de miso
- El zumo de 1/2 limón
- 2 a 3 dátiles
- 1/2 taza de agua
- 1/2 taza de aceite de oliva extra virgen prensado en frío
- 1 dientes de ajo
- 1/2 pizca de sal marina y pimienta de cayena

Instrucciones:

1. Primero, reúne todos los ingredientes.
2. Coloca todos los ingredientes en una licuadora y licúalos hasta

que todos los ingredientes estén emulsionados.

3. ¡Misión cumplida! Adelante; pruébalo.

Batido supremo de proteína (a mi manera)

Necesitarás:

- 1 plátanos
- 1/2 cucharada de polvo de proteína vegano
- 1 cucharaditas de cacao crudo
- 1/2 a 1 taza de avena sin gluten
- 1/2 taza de agua hirviente

Instrucciones:

1. Reúne todos los ingredientes en un lugar
2. Coloca todos los ingredientes en una batidora/licuadora y licúalos bien.
3. El paso más importante está cerca; concéntrate.
4. Verifica la consistencia.

5. Solamente falta hacer una cosa.

6. Si el batido está muy espeso, agrega 1/2 taza de agua.

7. Ahora sírvelo en un vaso.

8. ¡Misión cumplida! Adelante; pruébalo.

Batido energético tamaño gigante

Necesitarás:

- 10 a 15 cubos de hielo
- 1/2 a 1 taza de perejil fresco
- 1/2 a 1 aguacate
- El zumo de 1 a 2 limones
- Un pepino mediano
- 1 tallos de apio
- 2 tazas de espinaca fresca

Método de preparación:

1. Reúne todos los ingredientes en un lugar
2. Licúa todo hasta que esté espeso y suave.
3. ¡Misión cumplida! Adelante; pruébalo.

Huevos revueltos veloces (a la mexicana)

Necesitarás:

- Chiles frescos en rebanadas finas al gusto
- 1 huevos orgánicos
- 1/2 aguacate
- Una pizca de pimienta negra
- Una pizca de sal del Himalaya rosada
- El zumo de 1/2 limón
- Un pequeño manojo de cilantro picado

Preparación:

1. Primero, reúne todos los ingredientes.
2. Bate los huevos con sal y pimienta en un tazón.

3. Calienta un sartén sobre fuego medio y agrega los huevos.

4. El paso más importante está cerca; concéntrate.

5. Revuelve suavemente hasta que los huevos estén ligeramente crudos y retíralos de la flama.

6. Mezcla cilantro en los huevos revueltos y agrega los chiles.

7. Solamente falta un paso;

8. Rocía zumo de limón sobre el aguacate en rebanadas.

9. Sirve los huevos revueltos y el aguacate con pan tostado.

10. Aprecia el aroma; ya lo puedes servir.

Combinación legendaria de rúcula y queso Cheddar

Ingredientes:
- 1/2 taza de mijo
- 2 manzanas cortadas en dados
- 1 cucharadita de canela
- 3 tazas de agua
- ½ taza de arándanos deshidratados
- ¼ taza de sirope de arce
- 3/4 cucharadita de nuez moscada

Elaboración:
1. Junta todos los ingredientes en el mismo lugar.
2. Hierve el agua.
3. Ahora añade el mijo cocina a fuego lento.
4. Ahora podemos proceder al siguiente paso más importante.
5. Tapa el recipiente y cocina durante 20 minutos.

6. Queda una cosa por hacer.
7. Añade las manzanas, los arándanos, la nuez moscada y la canela.
8. ¡Sírvelo!
9. Aún nos queda algo por hacer.

Original batido helado de aguacate

Ingredientes:
- 1 cucharadas de algún concentrado de verduras alcalinizante en polvo
- 1/2 taza de hojas de espinacas
- 1/2 taza de caldo de verdure
- 1-2 aguacates troceados
- 2 tomates troceados
- 2 cucharadas de brotes de soja
- El zumo de una lima
- 1 pepino en rodajas
- 1/2 cucharadita de pimienta de Cayena

Elaboración:
1. Junta todos los ingredientes en el mismo lugar.
2. Bate todos los ingredientes hasta que queden cremosos.
3. Ahora podemos proceder al siguiente paso más importante.

4. Vierte la mezcla en copas altas y sirve con hielo picado.
5. Algún les queda algo por hacer.

Crema de avena revitalizante

Ingredientes:

- Azúcar de coco o sirope de arroz al gusto
- 1-2 cucharadas de un mix energético en polvo, p. ej. maca, cacao y guaraná
- Frutas del bosque congeladas para decorar
- 1-2 cucharadas de aceite de coco
- 1 - 2 tazas de agua
- 30-50 g de copos de avena
- 1/2 cucharadita de canela
- 1 cucharada de crema de almendras
- 2 tazas de agua

Elaboración:

1. Junta todos los ingredientes en el mismo lugar.
2. Pon la avena y 1 taza de agua en una cacerola a fuego bajo.

3. Remueve unos minutos hasta que se cocine la avena.
4. Ahora podemos pasar al siguiente paso más importante.
5. Añade el agua restante y el mix energético.
6. Queda una cosa por hacer.
7. Echa el aceite de coco, la crema de almendras y la canela y mézclalo todo bien.
8. Sírvelo en cuencos, pon un poco de sirope de arroz y decora con las frutas del bosque.
9. Siente el aroma y disfrútalo.

Sorprendente rollito de tofu para desayunar

Ingredientes:
- 2-3 tazas de espinacas sin tallo
- Sal y pimienta al gusto
- 6 tortillas de harina integral (tipo burrito mexicano)
- 1/2 cebolla pequeña picada
- 85-100 g de hongos shiitake sin el pie y cortados en láminas
- 1-2 cucharaditas de ajo molido
- 285-400 g de tofu firme prensado durante, al menos, 25 minutos y desmenuzado. Para prensar el tofu, ponle papel de cocina por arriba y por abajo y colócale peso encima.
- 1 cucharadas de aceite de oliva virgen extra prensado en frío
- 1 cucharadas de levadura de cerveza
- 1/2 cucharadita de cúrcuma

Elaboración:

1. Junta todos los ingredientes en el mismo lugar.
2. Mezcla el tofu, la cúrcuma, la levadura y el ajo en un cuenco y reserva.
3. Calienta el aceite de oliva en una sartén y saltea la cebolla durante unos 5 minutos.
4. Ahora podemos proceder al siguiente paso más importante.
5. Añade los hongos y cocina durante 6 minutos más.
6. Incorpora el tofu y las verduras y sigue cocinando otros 7 minutos.
7. Es hora de poner la sal y la pimienta.
8. Queda una cosa por hacer.
9. Pon un poco de la mezcla en cada tortilla y líala como un burrito.
10. Queda una cosa por hacer.
11. ¡A comer!

Ensalada única de col rizada

Ingredientes:
- 1 - 2 cucharadas de sirope de arce
- 1/2 rábano tipo sandía, o cualquier variedad de nabo dulce, cortado a tu gusto
- 1 taza de granos de Granada
- 3 cucharadas de zumo de lima
- Ralladura de 1 lima
- 2 tazas de col rizada cortada en tiras muy finas
- 1 tazas de nueces de macadamia crudas troceadas
- 1 taza de papaya cortada en juliana
- Una pizca de sal marina sin refinar
- 1 tazas de col morada cortada en tiras muy finas

- 1 taza de jícama (o nabo) cortada a rodajas
- 2 cucharadas de aceite de oliva virgen extra prensado en frío

Elaboración:

1. Junta todos los ingredientes en el mismo lugar.
2. Puedes cortar las coles bien con un cuchillo bien afilado, con una picadora, un rallador o similar y echarlas en un cuenco.
3. Corta la jícama y la papaya en juliana y reserva.
4. Ahora podemos proceder al siguiente paso más importante.
5. Mezcla bien el zumo de lima, el aceite de oliva, la ralladura de lima, el sirope de arce y la sal marina sin refinar.
6. Queda una cosa por hacer.
7. Aliña la col con la mezcla anterior, incorpora las rodajas de jícama y ahora añade la papaya y los granos de granada

con cuidado para que no se rompan.

8. Decora con el rábano tipo sandía y las nueces de macadamia.

9. Queda una cosa por hacer.

10.   ¡A comer!

Un burrito bárbaro

Ingredientes:
- Sal marina sin refinar al gusto
- El zumo de 1 limón
- ½ -1 aguacate troceado
- 1/2 -1 tazas de arroz integral. Cocínalo siguiendo las instrucciones del paquete.
- 2 cebolletas picadas muy fino.
- 1-2 dientes de ajo muy picados.
- 1 cucharaditas de comino molido
- 2 puñado de cilantro fresco picado
- 2 tazas de habichuelas negras cocidas.

Elaboración:
1. Junta todos los ingredientes en el mismo lugar.
2. Pon una sartén a fuego lento.

3. Añade las habichuelas, el ajo, el comino, la cebolleta y la sal y déjalo cocinar durante 14.
4. Ahora podemos pasar al siguiente paso más importante.
5. Reparte el arroz en cuencos individuales.
6. Sirve las habichuelas sobre el arroz.
7. Queda una cosa por hacer.
8. Ponle también el aguacate.
9. Rocíalo con cilantro y sírvelo.
10. Aún nos queda algo por hacer.

Pan de plátano veloz

Ingredientes:

- 1/2 cucharadita de bicarbonato
- 2 huevos ecológicos blancos
- 1/2 cucharadita de canela
- 1/2 cucharadita de jengibre
- 2 plátanos grandes que estén bien maduros
- 1 1/2 cucharaditas de levadura
- 1 cucharaditas de extracto de vainilla.
- 1/2 cucharadita de sal
- 2 tazas de harina de avena
- 1/2 cucharadita de nuez moscada

Elaboración:

1. Lo primero de todo, junta todos los ingredientes en el mismo lugar.
2. Pre-calienta el horno a 150 °C.

3. Mezcla en un cuenco el bicarbonato, la harina, la levadura, la sal y las especias.

4. Ahora podemos proceder al siguiente paso más importante.

5. En otro recipiente, mezcla los plátanos machacados, la vainilla y los huevos hasta que quede cremoso.

6. Ahora ya puedes mezclar los ingredientes secos con los húmedos hasta que quede homogéneo.

7. Pasa la masa a un molde para pan forrado con papel de horno.

8. Queda algo por hacer.

9. Hornéala durante 30 minutos o hasta que al insertar una aguja o un cuchillo salgan limpios.

10. Para terminar, ¡Hemos terminado! ¡A comer se ha dicho!

Espectacular sopa de aguacate

Ingredientes:
- 1 aguacates pelados y cortados
- Sal al gusto
- 2 pepinos a rodajas
- Pimienta al gusto
- Aliños que te inspiren
- 1 taza de hojas de menta

Elaboración:
1. Lo primero de todo, junta todos los ingredientes en el mismo lugar.
2. Puedes juntar todos los ingredientes hasta obtener un resultado cremoso.
3. Ahora podemos proceder al siguiente paso más importante.
4. Sírvelo con un cazo en cuencos individuales tanto frío como templado, según tu gusto.

5. Para terminar, ¡Hemos terminado! ¡A comer se ha dicho!

Histórica ensalada de croutons con manzana y canela (A mi manera)

Ingredientes:
- 1/2 taza de picatostes, a ser posible de avena
- 1/2 cucharada de vinagre balsámico blanco
- Una pizca de canela
- 1 tazas de lechuga
- 1 tazas de bayas al gusto
- 1 cucharaditas de aceite de coco
- 2 cucharaditas de semillas de lino

Elaboración:
1. Lo primero de todo, junta todos los ingredientes en el mismo lugar.
2. Dora en una sartén los picatostes con el aceite de coco y la canela.
3. Ahora podemos proceder al siguiente paso más importante

4. Pon el resto de los ingredientes en una ensaladera.

5. Queda algo por hacer.

6. Agrega los picatostes a la ensalada.

7. Disfruta del aroma y del sabor.

Delicada crema de quinoa a la vainilla

Ingredientes:
- 1 manzana rallada
- 2 vainas de vanilla, vainilla en polvo o extracto de vainilla
- 1/2 taza de leche de coco
- La ralladura de 1/2-1 limón
- 2 cucharaditas de jengibre molido
- 1 clavos de olor
- Frutos secos y semillas a tu gusto
- 1/2 taza de quinoa ya cocinada
- 1/2 cucharadita de nuez moscada
- 2 tazas de agua
- ½ cucharadita de canela molida

Elaboración:

1. Lo primero de todo, junta todos los ingredientes en el mismo lugar.
2. Pon la quinoa en una sartén junto con todas las especias excepto la vainilla.
3. Ahora podemos proceder al siguiente paso más importante
4. Añade la leche de coco y la vainilla.
5. Queda algo por hacer.
6. Cuando esté casi listo incorpora la manzana rallada.
7. Sírvelo en cuencos individuales y espolvorea la ralladura de limón por encima y un poquito de canela si te apetece.
8. Disfruta del aroma y del sabor.

Postre rápido de soja

Ingredientes:
- 6 - 7 cubitos de hielo
- 1 taza de leche de almendra
- 2 cucharadas de soja en polvo
- El zumo de 1 lima
- Estevia al gusto
- 1 aguacates

Elaboración:
1. Lo primero de todo, junta todos los ingredientes en el mismo lugar.
2. Pon todos los ingredientes en una batidora hasta que quede una mezcla cremosa.
3. 9. Para terminar, ¡Hemos terminado! ¡A comer se ha dicho!

Salteado de calabaza digno de reyes

Ingredientes:
- Sal marina sin refinar al gusto
- 1 calabazas pequeñas peladas y cortadas en dados
- 2 cucharadita de canela molida
- 1 cucharadas de aceite de oliva virgen extra prensado en frío
- Pimienta negra recién molida al gusto
- 3 cucharaditas de comino molido

Elaboración:
1. Lo primero de todo, junta todos los ingredientes en el mismo lugar.
2. Coloca una sartén con aceite a fuego alto.
3. Ahora podemos proceder al siguiente paso más importante.
4. Cuando el aceite esté caliente, añade la calabaza y saltéala.

5. Incorpora el resto de ingredientes y sigue salteando hasta que la verdura quede tierna por dentro y dorada en el exterior.
6. Queda algo por hacer.
7. Servir caliente.
8. Para terminar, ¡Hemos terminado! ¡A comer se ha dicho!

Impresionante combinación de kale al pimentón y verduras asadas

Ingredientes:
- 1/4 cucharadita de sal del Himalaya
- 2 gotas de estevia
- El zumo de 1 lima
- 1/2 aguacate troceado
- 1/2 cucharadita de pimienta de cayena
- 2 cucharaditas de aceite de coco
- Sal de Himalaya
- 1 cucharadita de pimentón ahumado
- 3 - 4 tazas de col kale, solo la parte de la hoja, picada fina
- Un boniato cortado en dados
- 2 cucharadas de aceite de oliva virgen extra
- 2 remolachas en dados

- 1 cebolla picada

Elaboración:
1. Lo primero de todo, junta todos los ingredientes en el mismo lugar.
2. Precalienta el horno a oven to 160 °C. Pon el boniato en un lado de la bandeja del horno previamente forrada con papel de horno y rocíalo con el aceite de coco y una pizca de sal.
3. Haz lo mismo con la cebolla, las patatas y la remolacha. Coloca en la bandeja cada verdura por separado para que no se tiñan todas de rojo a causa de la remolacha.
4. Ahora podemos proceder al siguiente paso más importante.
5. Hornea las verduras unos 35 minutos hasta que estén doradas por fuera y tiernas en el interior.
6. Queda algo por hacer.

7. Unta una ensaladera con limón y aceite de oliva y echa los ingredientes restantes.

8. Mezcla con los dedos hasta que el aguacate se haya deshecho en una suave crema impregnando así el resto de verduras. Sigue mezclando hasta que la kale esté suave.

9. Reparte la mezcla anterior en dos platos y cúbrela con las verduras asadas al horno.

10. Disfruta del aroma y del sabor.

Fantástico wrap de remolacha para el desayuno

Necesita:

- 1/2 a 1taza de maíz
- 1-2 tortillas para wrap grandes
- 1 a 2 cucharadas de aceite de oliva
- Alrededor de 1/3 de taza de queso cheddar rallado
- ½ -1 taza de remolacha roja rallada
- 1/2- 1huevo orgánico, batido

Instrucciones:

1. Primero, junte todos los ingredientes en un solo lugar.
2. Caliente el aceite de oliva en una sartén con flama media o media alta.
3. Ahora añada la remolacha, maíz y saltee por ocho minutos.
4. Ahora procedamos al paso más importante.

5. Empuje la mezcla de remolacha y maíz hacia un lado de la sartén y finalmente añada el huevo batido.

6. Ahora deje el huevo cocinar y al terminar revuelva con la mezcla de maíz y remolacha.

7. Solo falta una cosa.

8. Añada la mezcla a una tortilla y recubra con queso cheddar.

9. Enrolle la tortilla y sirva.

10.   ¡Hora de comer!

Suprema salsa de tomate con patatas

Ingredientes:

- Sal al gusto
- Pimienta al gusto
- 10-11 patatas medianas, enjuagadas, las patatas no deben ser peladas
- 1 cucharadas de pimiento rojo, o al gusto
- Zumo de 1 a 2 limones
- 1 a 2 cebollas medianas, picadas finamente
- 1 a 2 cdas. de cebollinos frescos, picados
- 2 cucharadas de perejil fresco, triturado
- 3 aguacates maduros, sin hueso, pelados y machacados
- 2 a 3 tomates medianos en finas rebanadas

Método:

1. Primero, junte todos los ingredientes en un solo lugar.
2. Ponga una olla de agua a fuego alto.
3. Ahora procedamos al paso más importante.
4. Añada alrededor de 3 cucharadas de sal junto con las patatas.
5. Cueza hasta que las patatas se ablanden.
6. Ahora solo falta una cosa.
7. Mezcle el resto de los ingredientes en un tazón y retire.
8. Ahora sirva las patatas con la salsa.
9. Disfrute del aroma y sirva.

Inigualables panqueques de limón y cúrcuma

Ingredientes:

- 1 a 2 cáscaras de limón
- 1 a 2 cdas. Jarabe – jarabe de arroz, agave o palma de coco
- 100- 120 ml. de harina libre de gluten
- 1 a 2 huevos
- 1/2-1 taza de leche de arroz
- 1-2 cda. de aceite de girasol
- 1/2-1 pulgada de cúrcuma fresca rallada

Qué hacer:

1. Junte todos los ingredientes en un solo lugar.
2. Revuelva el huevo con leche de arroz y el aceite de girasol en un tazón pequeño.
3. Ralle la cúrcuma y el limón en

el tazón mediano y mezcle.

4. Cuele las hojas y añada a la mezcla lentamente hasta obtener la consistencia deseada.

5. Caliente una sartén antiadherente y vierta aceite en ella.

6. Ahora procedamos al paso más importante.

7. Con una cuchara vierta alguna cantidad de la mezcla en la sartén y extienda uniforme y espesamente.

8. Cocine hasta que el lado de la sartén del panqueque tenga un color marrón dorado, ahora voltee el panqueque con una espátula.

9. Deje en el sartén con la espátula y espere.

10. Ahora solo falta una cosa.

11. Haga panqueques con la masa restante, de la misma forma.

12.   Sirva con un poco de jarabe, y claro, zumo de limón.

13.   ¡A comer!

Encantadores panqueques de vainilla

Necesita:

- Aceite de coco para la sartén
- 1 a 2 tazas de leche de almendras
- 1 cdas. de aceite de girasol extraído en frío
- 1½ cucharadas de vainilla sin alcohol
- 2 a 3 cucharadas de polvo para hornear sin aluminio
- 1/2 cdas. de sal del Himalaya fina
- 1 taza de harina de espelta
- 2 cdas. de sirope de arce o 3-4 gotas de estevia sin alcohol

Qué hacer:

1. Primero, junte los ingredientes en un solo lugar.

2. Mezcle todos los ingredientes secos en un tazón y los ingredientes humedos en otro tazón.
3. Primero licue las mezclas por separado.
4. Ahora procedamos a lo más importante.
5. Añada la mezcla húmeda a la seca y mezcle con consistencia uniforme.
6. Deje reposar por siete minutos.
7. Ahora extienda el aceite de coco en una sartén, disperse la masa obtenida anteriormente.
8. Ahora solo falta una cosa.
9. Repita para hacer panqueques con la masa restante.
10. Disfrute del aroma y sirva.

Atrevido batido energético

Ingredientes

- Agua
- 1 a 2 tazas de espinacas
- 1/2-1 aguacate
- 1/2 a 1taza de repollo
- Cubos de hielo
- 1 lima pelada
- 1/2-1 cda. de polvo Super Greens
- ½ -1 pepino

Instrucciones

1. Primero, junte todos los ingredientes en un solo lugar.
2. Coloque todos los ingredientes en una licuadora hasta obtener una mezcla suave.
3. Ahora solo falta una cosa.
4. Sirva en un vaso y añada hielo y agua al gusto.
5. ¡Beba y disfrute esta comida

alcalina!

6. ¡A comer!

Impresionante batido verde de cacao

Ingredientes:

- 1 cdas. semilla de calabaza
- 2 cdas. de aceite de coco
- 2 tazas de col rizada, descarte la corteza y las raíces
- 1 cdas. de polvo de cacao
- 1 taza de leche de almendra sabor vainilla, sin azúcar
- Estevia al gusto
- 2 a 3 cdas. de linaza
- 2 cucharadas de verduras súper
- 4 tazas de espinacas rasgadas
- 2 cucharadas de proteínas de guisante sabor vainilla
- 2 a 3 tazas de brócoli congelado

Método:

1. Junte todos los ingredientes en un solo lugar.

2. Añada todos los ingredientes en la batidora y mecle hasta oteber una mezcla suave.
3. Sirva en vasos con hielo triturado (prefiero vasos altos).
4. Disfrute del aroma y sirva.

Libro 2

Consumir alimentos que tienen un efecto alcalino pueden proporcionar:

Un peso saludable Una mejor digestión Una piel más clara Más energía Reducción del riesgo de desarrollar enfermedades

La dieta alcalina proporciona muchos beneficios de salud importantes. Proporciona catequinas, que son antioxidantes que combaten el cáncer al destruir los radicales libres, suprimiendo las fuentes de alimentación de las células cancerosas y disminuyendo los tumores. Esta dieta también te puede ayudar a combatir las enfermedades cardiacas, la artritis, la inflamación, la diabetes y las enfermedades autoinmunes. También te puede ayudar a revertir los signos físicos del envejecimiento.

En este libro, encontrarás deliciosas recetas para una dieta alcalina que mejorarán tu salud en general.

Humus de coliflor increíble

Necesitarás

- 2 cucharadas de aceite de oliva
- 1 coliflor mediana, recortada y picada
- 3 dientes de ajo, rebanados
- 1 cucharadas de mantequilla de almendra
- Sal marina, al gusto
- Una pizca de pimienta de cayena

Procedimiento

1. Primero, reúne todos los ingredientes.
2. En un sartén grande con agua hirviendo, mezcla la coliflor y cocínala durante aproximadamente 10 minutos.

3. El paso más importante está cerca; concéntrate.

4. Retírala del calor y escúrrelo bien. Sepárala para que se enfríe un poco.

5. Solamente falta un paso;

6. En un procesador de alimentos, agrega la coliflor, la mantequilla, el aceite y la sal y procésalos hasta obtener una mezcla suave.

7. Sírvelo en un tazón. Espolvorea pimienta de cayena; ya lo puedes servir inmediatamente.

8. ¡Misión cumplida! Adelante; pruébalo.

Tiempo de preparación: 10 minutos

Tiempo de cocción: 5 minutos

Porciones: 6

Fantasía de avena horneada con arándano

Ingredientes:

- 1/2 cucharada de extracto de vainilla
- Gajos de limón
- 1 3/4 taza de leche
- 2/3 a 1 taza de jarabe de arce
- 1 cucharaditas de polvo para hornear
- 1/2 taza de almendras rebanadas
- 1 1/2 a 2 cucharadas de mantequilla sin sal (derretida)
- 2 huevos grandes
- 1 1/2 cucharaditas de canela molida
- 1 tazas de copos de avena
- 1/2 cucharadita de sal
- 2 tazas de arándanos

Instrucciones:

1. Primero, reúne todos los ingredientes.
2. Coloca una porción de arándanos y el jarabe de arce en una cacerola mediana sobre fuego medio y agrega zumo de limón.
3. Cocina hasta que los arándanos estén suaves.
4. En un tazón, revuelve la leche, el huevo, la mantequilla, la vainilla y los extractos de almendra.
5. Ahora puedes pasar al siguiente paso más importante.
6. Por separado, mezcla en un tazón el polvo para hornear, la avena, las almendras en mitades, el resto del jarabe de arce, la canela y la sal.

7. Precalienta el horno a 170 °C (340 °F) y enmantequilla un cuadrado de 8 pulgadas

8. Coloca los arándanos cubiertos de arce como la primera capa.

9. Después, agrega la mezcla de avena y rocía leche.

10. Después, agrega el resto de los arándanos y las almendras sin procesar.

11. Hornea durante 45 minutos hasta que la parte de arriba se vea dorada.

12. Solamente falta un paso;

13. Retira del horno y deja enfriar.

14. Corta en rebanadas y sirve.

15. Aprecia el aroma; ya lo puedes servir.

Desayuno increíble e icónico de quinoa

Necesitarás:

- 3/4 de taza de pasas
- Stevia o néctar de agave al gusto
- 3 a 4 fresas rebanadas
- 1 1/2 taza de arándanos frescos
- 1 1/2 taza de quinoa enjuagada
- 1 a 2 manzanas medianas picadas
- 3/4 a 1 taza de nueces rebanadas
- 1 cucharaditas de vainilla
- 1 a 2 cucharaditas de canela molida
- 1/2 a 1 cucharada de pimienta de Jamaica
- 3 a 4 1/2 tazas de leche de almendra sin endulzar

- 4 a 5 cucharadas de semillas de girasol

Método:

1. Primero, reúne todos los ingredientes.
2. Coloca una cacerola mediana sobre fuego medio.
3. Combina la canela, la pimienta de Jamaica, la quinoa, la leche y las pasas en la cacerola. Calienta hasta que hierva.
4. Ahora podemos pasar al siguiente paso, el más importante.
5. Baja el fuego, cubre la cacerola y coce a fuego lento durante aproximadamente cinco minutos.
6. Combina la manzana y coce a fuego lento durante 8 minutos

más o hasta la mayoría de la leche haya sido absorbida.

7. Retira del fuego y deja reposar durante aproximadamente 10 minutos.

8. Solamente falta hacer una cosa.

9. Agrega Stevia y mezcla bien.

10. Sírvelo tibio en tazones individuales espolvoreados con semillas de girasol, nueces, arándanos y fresas.

11. ¡Misión cumplida! Adelante; pruébalo.

Fritada histórica de puerro a la italiana

Necesitarás

- Pimienta negra recientemente molida
- 1/2 taza de agua
- 2 cucharadas de aceite de oliva extra virgen
- 2 cucharadas de queso cheddar rallado
- 1 cucharaditas de orégano
- 1/2 a 1 calabacín, en tajadas
- 2 tomates en cubos gruesos
- 1/2 cucharadita de curry en polvo
- 1 a 2 puerros con tallo en tajadas
- 1/2 cucharadita de sal marina
- 2 cebollas blancas medianas en trozos

- 1/2 cucharada de perejil

Método de preparación:

1. Primero, reúne todos los ingredientes.
2. Calienta aceite en un sartén mediano y dora ligeramente las cebollas.
3. Ahora podemos pasar al siguiente paso, el más importante.
4. Mezcla el calabacín y el puerro y cocínalos durante siete minutos, revolviéndolos.
5. Ahora agrega agua, cubre el sartén, reduce el fuego a bajo y cocina a fuego lento durante aproximadamente 10 minutos.
6. Solamente falta hacer una cosa.
7. Coloca los tomates en el sartén y sazona con pimienta y curry;

después cocínalos (en el sartén cubierto) durante otros 13 minutos aproximadamente.

8. Pocos minutos antes de que la fritada esté lista, agrega sal y perejil, y después puedes agregar queso justo antes de servirla.

9. Aprecia el aroma; ya lo puedes servir.

Dip perezoso de espinaca y aguacate

Necesitarás:

- 1/2 pimientos picantes
- 1 a 2 tazas de eneldo
- 120 g de espinaca fresca
- 1/2 a 1 aguacate
- 1 taza de perejil
- 1/2 a 3/4 diente de ajo
- Sal marina y pimienta al gusto
- 1 cucharadas de salsa Tahini

Método de preparación:

1. Primero, reúne todos los ingredientes.
2. Coloca los ingredientes en una licuadora y licúalos hasta que estén suaves y cremosos.
3. Agrega sal y pimienta al gusto.

4. ¡Misión cumplida! Adelante;
pruébalo.

Ensalada suprema de guisantes con menta y habas increíbles

Ingredientes

- 1 a 2 gotas de Stevia
- Sal del Himalaya
- 2 rábanos en rebanadas delgadas
- 1 a 2 tazas de habas, sin cáscara, blanqueadas y peladas
- 12 a 15 hojas de menta frescas
- El zumo de 1 limón
- 1/2 taza de brotes
- 1 a 2 cucharadas + 1/4 de taza de aceite de oliva
- 1/2 cebolla pequeña picada
- 1/2 taza de guisantes sin cáscara y blanqueados
- 2 tazas de verduras de hoja en trozos pequeños

Instrucciones:

1. Primero, reúne todos los ingredientes.
2. Blanquea las habas durante 5 minutos en agua con abundante sal; con una cuchara ranurada, sácalas de la cacerola y ponlas en un colador y deja correr agua sobre ellas.
3. Guarda el agua hirviente y blanquea los guisantes en esta agua durante 4 minutos aproximadamente; después deja correr agua fría sobre ellos para enfriarlos rápidamente y resérvalos.
4. Ahora podemos pasar al siguiente paso, el más importante.
5. Pela la piel de las habas y resérvalas.

6. Saltea la cebolla en trozos sobre fuego medio o bajo en una cucharada de aceite de oliva hasta que estén traslúcidas, después agrega las habas, saltéalas durante un minuto más y sazona con sal.

7. Ahora deja que se enfríen a temperatura ambiente.

<u>Aderezo</u>

1. Coloca 1/2 taza de guisantes blanqueados, menta, aceite de oliva, zumo de limón y dos gotas de Stevia en una batidora/licuadora y mezcla bien; raspa los costados, haciendo un pesto un poco líquido.

2. Ahora viértelo en un recipiente para servir.

3. Prepara la ensalada.

4. Solamente falta hacer una cosa.

5. Ahora coloca las verduras de hoja y los brotes en pilas variadas en cada platón y coloca cucharadas de habas en las esquinas.

6. Coloca los guisantes sobre la ensalada y alrededor del platón al gusto; después, rocía el aderezo de menta, sirviendo más aderezo en un lado.

Cremoso y supremo batido helado de aguacate y arándano azul

Ingredientes:
- 1 ½ tazas de bebida vegetal de almendras sin edulcorantes
- 2 cucharaditas de semillas de chía
- 2 tazas de arándanos azules congelados
- 1/2 taza de cubitos de hielo
- 1/2 aguacate grande pelado y cortado a trozos

Elaboración:
1. Junta todos los ingredientes en el mismo lugar.
2. Bate todos los ingredientes en una batidora hasta que quede muy cremoso.
3. Sírvelo en dos copas.
4. Huele el aroma que desprende y disfrútalo.

Tiempo de preparación: 10 minutos
Raciones: 1

Muesli Extraordinario

Ingredientes:
- 80-100 g de copos de avena sin gluten
- 1/2 cucharada de canela
- 1 cucharadas de pipas de calabaza crudas
- 15-35 g de coco rallado
- 2 tazas de agua templada
- 3 cucharadas de pipas de girasol crudas
- 60-80 g de pasas

Elaboración:
1. Junta todos los ingredientes en un mismo lugar.
2. Pon todos los ingredientes secos en un cuenco.
3. Ahora podemos proceder al siguiente paso más importante.
4. Añade el agua templada y remueve bien.

5. Deja la mezcla reposar durante algunas horas. También puedes dejarla en el frigorífico durante la noche.
6. Queda una cosa por hacer.
7. Si la mezcla queda pegajosa después de 2 horas, sería buena idea añadir otra taza de agua.
8. Pon trocitos de fruta fresca al servirlo, huele el aroma y deléitate.

Crema de berenjenas para untar-mojar fácil y a la vez fantástica

Ingredientes:
- 1 berenjenas grandes
- 1 buen puñado de perejil
- 1 pizca de pimienta de Cayena
- 4 cucharadas de zumo de limón exprimido
- 1 dientes de ajo
- 4 cucharadas de tahini
- 1 pizca de sal marina sin refinar

Elaboración:
1. Junta todos los ingredientes en el mismo lugar.
2. Precalienta el horno a 210 °C.
3. Pincha la superficie de las berenjenas con un tenedor.
4. Ahora podemos proceder al siguiente paso más importante
5. Pon las berenjenas en la rejilla del horno y déjalas durante 35-

40 minutos hasta que la pulpa esté tierna.

6. Mientras tanto, pica el perejil y el ajo.

7. Cuando se enfríen las berenjenas, sácales la pulpa con una cuchara y pícala muy fina.

8. Queda una cosa por hacer.

9. Colócala en un cuenco, añádele el zumo de limón y machácala con un tenedor hasta que quede muy cremoso.

10. Añade la pasta de tahini, el perejil y el ajo. Remueve bien. Salpimienta al gusto.

11. Siente el aroma y ya puedes servir.

Encantador aliño cremoso de tofu para ensaladas

Ingredientes:
- Tus hierbas aromáticas y especias preferidas
- 3 - 4 cucharadas de agua
- ½ -1 cucharada sal marina sin refinar
- 100 g de tofu
- 1/2 cucharadas de estevia en polvo
- 2 cucharadas de zumo de lima

Elaboración:
1. Junta todos los ingredientes en el mismo lugar.
2. Bate todos los ingredientes con la batidora hasta que quede como una crema.
3. Vierte este rico aliño encima de la ensalada.
4. Queda una cosa por hacer.

Al rico batido helado de pomelo y zanahoria

Ingredientes:
- 50-80 g de agua
- 1-2 zanahorias
- 2 cubitos de hielo
- 1/2 pomelos

Elaboración:
1. Junta todos los ingredientes en el mismo lugar.
2. Primero, pela los pomelos y hazlos zumo en licuadora.
3. Ahora, lava las zanahorias, corta los extremos y hazlas zumo en la licuadora.
4. Queda una cosa por hacer.
5. Junta ambos zumos en un vaso alto, añade agua y remueve bien.
6. Por último, echa los cubitos de hielo.
7. Queda una cosa por hacer.

Delicado Carpaccio de zanahorias y colinabo

Ingredientes:
- 2 cucharadas de berros o canónigos
- Sal y pimienta
- 2 cucharadas de aceite de oliva virgen extra
- 1 zanahorias
- 1/2 cebolleta
- El zumo de ½ -1 limón
- 1 cucharadas de cebollino fresco
- 1 penca de apio
- 1 colinabo (u otro tipo de nabo)

Elaboración:
1. Junta todos los ingredientes en el mismo lugar.
2. Quita las fibras al apio y pela las zanahorias. Córtalos en dados pequeños junto con las cebolletas.

3. Ahora podemos proceder al siguiente paso más importante.

4. Pon las verduras en un cuenco y mézclalas bien.

5. Mezcla a parte, el zumo de limón, la pimienta, la sal, el cebollino y los berros. Añádelos al resto de verduras de la ensaladera.

6. Queda una cosa por hacer.

7. Pela los colinabos y córtalos en láminas muy finas.

8. Coloca las láminas de colinabo en dos fuentes y vierte sobre ellas la mezcla preparada anteriormente.

9. Siente el aroma y ya puedes servir.

Sopa de limón digna de reyes (¡Lleva tomate!)

Ingredientes:
- 1 tomates grandes
- El zumo de 1/2 limón
- Cebolla molida, sal marina sin refinar y pimienta negra al gusto
- Un manojo de albahaca fresca
- 1-2 dientes de ajo pelados
- 1 tazas de leche de coco sin endulzantes
- 2 tomates cocinados

Elaboración:
1. Lo primero de todo, junta todos los ingredientes en el mismo lugar.
2. Remoja los tomates, la albahaca y el ajo en agua alcalina ionizada durante 10 minutos.
3. Bate todos los ingredientes excepto el zumo de limón y las especias.

4. Ahora podemos proceder al siguiente paso más importante.
5. Hierve todos los ingredientes, excepto las especias, a fuego lento.
6. Queda algo por hacer.
7. Remueve de vez en cuando.
8. Incorpora las especias, remueve, sirve y disfruta.
9. Para terminar, ¡Hemos terminado! ¡A comer se ha dicho!

Sorprendente tortilla de cúrcuma y calabacín (A mi manera)

Ingredientes:
- 1 pizca de sal del Himalaya
- 1/2 cucharadas de aceite de girasol prensado en frío
- 1-2 cebolletas cortadas finamente
- 2 cm de cúrcuma fresca rallada
- 1/2 calabacín rallado
- 2 cucharadas de perejil picado
- 2 huevos ecológicos

Elaboración:
1. Lo primero de todo, junta todos los ingredientes en el mismo lugar.
2. Bate los huevos junto con la cúrcuma y la sal.
3. Calienta un poco de aceite de girasol en una sartén antiadherente.

4. Ahora podemos proceder al siguiente paso más importante.

5. Mezcla el huevo con el calabacín, la cebolleta y el perejil.

6. Vierte todo en la sartén y cocina la tortilla como normalmente lo haces.

7. Tan solo queda un detalle.

8. Puedes servirlo con ensalada y pan tostado.

9. Huele el aroma, y ya puedes servirlo.

Exquisita ensalada de aguacate con aliño de limón Meyer

Ingredientes:
- Brotes
- Pistachos crudos picados
- 1/4 cebolla roja cortada a rodajas finas
- 4 - 5 tiras de pimiento Amarillo
- 1/2 aguacate cortado en trozos
- 1 lechuga grande
- 2 zanahorias cortadas a tiras con un pelador
- Guisantes. Si puedes conseguirlos en brotes sería estupendo.
- Rúcula y espinacas baby
- 1/2 remolacha finamente cortada. Si puedes encontrar la variedad amarilla también vale.

Para el aliño:
- 1 cucharaditas de sirope de arce

- 3 - 5 hojas de albahaca
- 4 - 5 ramitas de eneldo fresco
- ½ cucharadita de cebolla roja cortada a rodajas finas
- Sal marina sin refinar al gusto
- 2 gotas de estevia
- Zumo de 2 limones
- 1/3 taza de aceite de oliva virgen extra prensado en frío
- 1 aguacate

Elaboración:

1. Lo primero de todo, junta todos los ingredientes en el mismo lugar.
2. Pon un buen puñado de rúcula en cada cuenco de ensalada y coloca la remolacha encima rodeada del resto de verduras. Luego, añade los brotes y los guisantes y para terminar espolvorea con los pistachos picados.
3. Queda algo por hacer.

4. Ahora, pon todos los ingredientes del aliño en una batidora y bate hasta que esté cremoso. Viértela en una salsera.

5. Para terminar, ¡Hemos terminado! ¡A comer se ha dicho!

Sopa de verduras de la suerte

Ingredientes:
- 2 espárragos
- 1/2 vaso grande de agua alcalina
- 4 cucharaditas de caldo vegetal sp. of yeast-free
- Una penca de apio
- 1 tazas de broccoli
- Sal marina sin refinar al gusto
- 1 cucharaditas de albahaca fresca
- 2 zanahorias grandes
- 1 cebolla
- 1 calabacín pequeño

Elaboración:
1. Lo primero de todo, junta todos los ingredientes en el mismo lugar.
2. Pon agua en un cazo junto con el caldo vegetal y hierve la cebolla.

3. Ahora podemos proceder al siguiente paso más importante.
4. Trocea el calabacín, el brócoli, los espárragos, las zanahorias y el apio.
5. Queda algo por hacer.
6. Apaga el fuego del cazo en el que está la cebolla. Añade las verduras, tapa el cazo y espera hasta que se pongan tiernas, según tu gusto.
7. Ahora pon todos los ingredientes en la batidora hasta obtener una suave crema.
8. Disfruta del aroma y el sabor.

Fantástico gazpacho de pepino con perejil y lima

Ingredientes:

- 4 tomates medianos
- 3 tazas de caldo vegetal
- 1/2 pepino
- 2 cebollas rojas pequeñas cortada en dados
- 1 ½ cucharaditas de pimento
- 2 aguacates
- 2 dientes de ajo picados
- 1 cucharadita de pimienta de cayena
- Sal marina sin refinar y pimienta recién molida al gusto
- El zumo de dos limas
- 1-2 cucharadas de aceite de oliva virgen extra prensado en frío
- 1 tazas de perejil fresco

- 1-2 cucharaditas de orégano seco

Elaboración:
1. Lo primero de todo, junta todos los ingredientes en el mismo lugar.
2. Saltea la cebolla y el ajo en una sartén hasta que la cebolla quede bien pocha.
3. Ahora podemos proceder al siguiente paso más importante
4. Retíralo del fuego hasta que se enfríe.
5. Bate el pepino, el aguacate, los tomates, el perejil, el caldo vegetal, el zumo de lima, el ajo y la cebolla hasta que quede bien cremoso.
6. Queda algo por hacer.
7. Añade agua si lo deseas, y adereza con orégano, pimienta

de cayena, pimentón, sal y pimienta.

8. Vuelve a batir y mét--elo en el frigorífico durante al menos una hora y media.

9. Disfruta del aroma y del sabor.

Fantástica combinación de coliflor y puré de coles de bruselas

Ingredientes:
- ½ cucharadita de pimentón
- Sal marina y pimienta al gusto
- ½ taza de albahaca fresca
- 1/2 coliflor
- 1 taza de nueces
- ½-1 taza de perejil fresco
- 1 cucharaditas de zumo de limón
- 2 cucharadas de aceite de oliva virgen extra
- 1 diente de ajo
- 2 tazas de coles de bruselas

Elaboración:
1. Lo primero de todo, junta todos los ingredientes en el mismo lugar.
2. Hierve la coliflor en agua con sal.

3. Ahora podemos proceder al siguiente paso más importante.

4. Cuece las coles de Bruselas en un cazo diferente.

5. Pon las coles junto con el ajo, las nueces, la albahaca, el perejil y el pimentón en la batidora hasta obtener una crema parecida a la textura del puré de patatas.

6. Sal pimienta al gusto.

7. Queda algo por hacer.

8. Calienta un poco el aceite de oliva, añádelo al zumo de limón y bátelo a mano.

9. Sirve en cada plato un poco de coliflor y un poco de puré y por último aliña la coliflor con la mezcla de aceite y limón.

10. Disfruta del aroma y del sabor.

Icónico pan de centeno y ciruelas pasas

Ingredientes:

- 15 a 35 gr de almendra triturada
- 1 ½ - 2 tazas de harina de centeno integral
- 30 a 50 gr de ciruelas pasas finamente picadas
- 1 ½ - 2 tazas de harina de trigo integral

El método de preparación:

1. Primero, junte todos los ingredientes en un solo lugar.
2. Añada las harinas de trigo y centeno y después añada las almendras y ciruelas pasas.
3. Vierta suficiente agua paa extender el tablero enharinado.
4. Rebane en cuadros o utilice un molde de galletas. Deje al sol o utilice un deshidratador.

5. Disfrute el aroma y sirva.

Tiempo de preparación: 10 minutos

Tiempo de cocción: 2 - 3 minutos

Listo en: 2 horas

Porciones: de 4 - 5

Impactante revuelto de queso

Necesita:

- 1 manojos de rúcula fresca, medio picada
- 1/2 a 1cda. de nuez moscada rallada
- 3 a 4 huevos orgánicos
- ½ a 1 cda. de sal Kosher
- 2 cdas. de pimienta molida
- ½-1 cda. de mantequilla
- 1/2 taza de queso cheddar, recién rallado
- 1 a 2 pizcas de pimiento rojo

Qué hacer:

1. Junte todos los ingredientes en un solo lugar.
2. Junte los huevos en un tazón y revuelva.
3. Combine la sal, pimienta, pimiento rojo y nuez moscada rallada.

4. Revuelva hasta mezclar y haga a un lado.

5. Ahora procedamos al paso más importante.

6. Coloque una sartén a fuego lento y añada mantequilla.

7. Cuando la mantequilla haga espuma, vierta los huevos y mezcle continuamente.

8. Combine con la rúcula y cueza hasta que estén listos los huevos.

9. Ahora solo falta una cosa.

10. Remueva del fuego y mezcle con el queso cheddar.

11. Sirva junto con pan crujiente y café cremoso.

12. Disfrute del aroma y sirva.

Mágica salsa de tofu y aguacate

Ingredientes

- 1/2-1 pizca de sal marina y pimienta al gusto
- 1-2 dientes de ajo
- 90 gramos de tofu
- 1/2 tomate mediano
- 1 a 2 cebollas pequeñas
- Un poco de perejil fresco
- 1 aguacate maduro

Instrucciones

1. Junte todos los ingredientes en un solo lugar.
2. Corte el aguacate por la mitad y retire el hueso con una cuchara.
3. Machaque el tofu con un tenedor. Pique el ajo, tomates, cebolla y perejil en piezas pequeñas o medianas.
4. Ahora procedamos al paso más importante.

5. Ponga todos los ingredientes en una batidora y mezcle hasta obtener una mezcla cremosa.
6. Ahora solo falta una cosa.
7. Añada agua de ser necesario.
8. Sazone con sal y pimienta.
9. ¡A comer!

Rápido paté para fiestas

Necesita:

- 2 cucharadas de cilantro
- 4 a 5 cucharadas de albahaca fresca
- 1 cucharada de sal marina
- 1 cucharadita de pimentón
- Zumo de1/2 limón
- 3 cucharadas de aceite de coco refinado
- 2 dientes de ajo molidos
- 1 taza de pimiento dulce rojo picado
- 2 cucharadas de romero fresco
- 3-4 tazas o quizás 4 vasijas
- 1-2 tomates picados
- 1/2 a 1taza de lentejas rotas partidas, remojadas por al menos una hora y después secadas y enjuagadas
- 2 cdas. de eneldo picado

- 1 a 2 tazas de agua filtrada
- 1 taza de zanahoria rayada
- 1 cebolla mediana picada

Instrucciones

1. Primero, junte los ingredientes en un solo lugar.
2. Ponga a hervir las lentejas y la zanahoria rallada con 2 tazas de agua filtrada en una olla mediana, reduzca la flama y cubra alrededor de 10 minutos.
3. Remueva del fuego sin quitar la tapa.
4. Ahora procedamos a lo más importante.
5. Saltee la cebolla, ajo y pimiento en aceite de coco a llama superior a la media por cuatro minutos, hasta quedar blandas. Después agregue tomate y saltee por cuatro minutos.
6. Junte la mezcla de cebolla con la de lentejas en un procesador

de alimentos, o licuadora con cuchilla picadora.

7. Ahora añada las hierbas, pimentón y el zumo de limón y presione hasta mezclar los ingredientes, con las hierbas aún visibles.

8. Coloque la mezcla en cuatro vasijas y hornee por 45-68 minutos, hasta que quede seca y sin burbujas.

9. Revise durante la cocción si la superficie se levanta y empuje levemente hacia la vasija.

10. Ahora solo falta una cosa.

11. Deje enfríar y decore. Puede mantenerlo fresco de 3 a 5 días, o congelar hasta 3 meses.

12. Ahora sirva a temperatura ambiente con vegetales o crackers.

13. Disfrute del aroma y sirva.

Rica planta de espelta con maravillosa salsa de berenjena

Ingredientes

- Aceite de oliva extra virgen extraído en frío
- Un diente de ajo
- 120-200 gr de pasta de espelta
- 1 pimiento rojo
- 1/2 a 1 cucharada de sal marina orgánica
- 1/2-1 pizcas de cayena
- 1 cebollas medianas
- Una taza de caldo de vegetales
- 1/2 manojo de albahaca fresca
- 1 pimientos pequeños
- 1/2 berenjena fresca

El método de preparación

1. Primero, junte todos los ingredientes en un solo lugar.
2. Cocine la pasta según las

instrucciones del paquete.

3. Por mientras, corte la berenjena y el pimiento en cubos, después corte el ajo, cebolla, pimiento picante y albahaca en piezas pequeñas.

4. Ahora procedamos a lo más importante.

5. Caliente algo de aceite de olive en una sartén y sofría la cebolla y ajo por un par de minutos.

6. Combine la berenjena, pimiento picante y pimiento rojo y sofría por seis minutos más.

7. Disuelva el caldo de vegetal en una taza de agua y añada a la sartén.

8. Ahora solo falta una cosa.

9. Cueza a fuego lento por 10 minutos, y revuelva ocasionalmente.

10. Finalmente, añada la albahaca y sazone con cayena y sal. Vierta la salsa sobre la pasta

y sirva de inmediato.
11.   ¡A comer!

Tomate fundido con verduras y sorprendente germinado de lentejas

Necesita:

- 1 a 2 tazas de espinaca fresco, triturada
- ½ -2 tazas de col rizada, rebanada
- Un poco de aceite de oliva extra virgen
- Sal del Himalaya
- Pimienta molida
- 1 cucharadas de jengibre rallado
- 1 a 2 cdas. de aceite de coco extra virgen
- 1/2 taza de tomate picado
- 3 tomates secados al sol, con aceite de oliva, finamente picados
- 2 a 3 cucharadas de agua filtrada

- 1/2 taza de germinado de lentejas
- 1 tazas de caldo de vegetales
- 1/2-1 taza de chalote o cebolla picada
- 2 dientes de ajo picados

Instrucciones

1. Junte todos los ingredientes en un lugar.
2. Comience cociendo el germinado de lentejas en el caldo de vegetales.
3. Cueza hasta hervir, cobra y reduzca la llama. Deje hervir por 20 minutos.
4. Cuando el agua haya sido absorbia en su mayoría, apague la llama y deje cubierto.
5. Ahora procedamos a lo más importante.
6. En una sartén, saltee las cebollas y el ajo a fuego medio bajo hasta que las cebollas

queden translúcidas.

7. Ahora añada apróximadamente 2 cucharadas de tomate, fresco y secado al sol.

8. Caliente el agua hasta burbujear y reduzca la llama, hierva hasta derretir los tomates.

9. Agregue el jengibre rallado y mezcle bien.

10. Añada los vegetales picados, 2 cdas. más de agua y mezcle los vegetales revolviendo ocasionalmente por cuatro minutos.

11. Agregue las lentejas y revuelva hasta mezclar.

12. Ahora solo falta una cosa.

13. Sirva en platos y rocíe con aceite de oliva, sazone con sal y pimienta.

14. Lo puede servir con una pequeña ensalada.

15. ¡A comer!

www.ingramcontent.com/pod-product-compliance
Lightning Source LLC
Chambersburg PA
CBHW050923260726
48660CB00001B/367